TRAITEMENT MÉDICAL

DES DOULEURS PRODUITES

PAR

LES CALCULS VÉSICAUX;

EFFICACITÉ DES EXTRAITS COMBINÉS

D'OPIUM ET DE BELLADONE

DANS CE TRAITEMENT.

Par J.-P. POINTE,

DOCTEUR EN MÉDECINE ;

Membre correspondant de l'Académie nationale de médecine,
Professeur de clinique médecine, etc.

PARIS,

TYPOGRAPHIE ET LITHOGRAPHIE FÉLIX MALTESTE ET Cⁱᵉ,
Rue des Deux-Portes-Saint-Sauveur, 18.

1849

TRAITEMENT MÉDICAL

DES DOULEURS PRODUITES

PAR

LES CALCULS VÉSICAUX;

EFFICACITÉ DES EXTRAITS COMBINÉS

D'OPIUM ET DE BELLADONE

DANS CE TRAITEMENT.

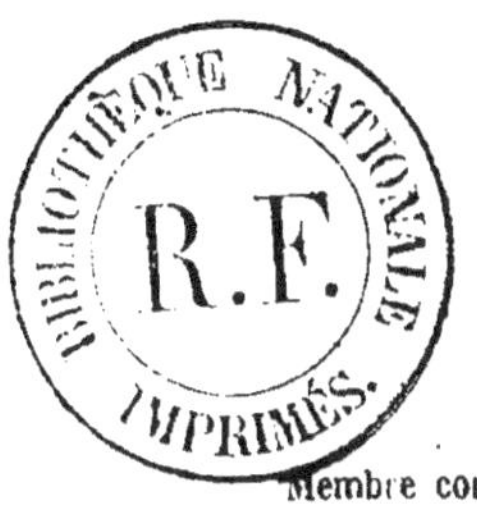

Par J.-P. POINTE,

DOCTEUR EN MÉDECINE,

Membre correspondant de l'Académie nationale de médecine,
Professeur de clinique médecine, etc.

***

PARIS,

TYPOGRAPHIE ET LITHOGRAPHIE FÉLIX MALTESTE ET Cᵉ,
Rue des Deux-Portes-Saint-Sauveur, 18.

1849

PUBLIÉ PAR

L'UNION MÉDICALE,

Journal des intérêts scientifiques et pratiques, moraux et professionnels
du corps médical.

TRAITEMENT MÉDICAL

DES DOULEURS PRODUITES

PAR

LES CALCULS VÉSICAUX;

EFFICACITÉ DES EXTRAITS COMBINÉS

D'OPIUM ET DE BELLADONE

DANS CE TRAITEMENT.

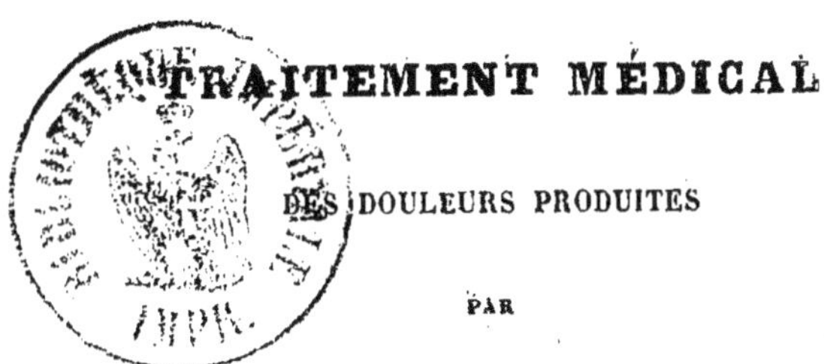

La médecine a toujours joué un rôle fort secondaire dans le traitement des douleurs que détermine la présence des pierres dans la vessie ; et cependant ces douleurs sont des plus cruelles que l'homme puisse avoir à supporter dans le cours d'une vie où, comme chacun sait, les souffrances n'ont pas été épargnées.

D'ordinaire, c'est la chirurgie seule qui se charge de la guérison des calculeux ; seule, elle peut produire une cure radicale ; la médecine ne doit donc intervenir que dans les cas où les moyens chirurgicaux sont impuissans, soit à cause des complications qui ne permettent pas d'opérer, soit parce qu'un malade pusillanime, reculant devant la douleur, se refuse à toute espèce de procédé opératoire ; or, ces deux catégories fournissent encore un assez bon nombre de malades qui n'ont rien à espérer de la chirurgie, et auxquels le médecin est appelé à donner des soins. Le nombre de ces malheureux serait encore plus grand, si la science plus avancée possédait des remèdes plus efficaces pour calmer les souffrances qu'ils endurent; souffrances tellement vives, qu'elles les engagent trop souvent à forcer en quelque sorte la main au chirurgien, et qu'elles le déterminent souvent à entreprendre des opérations qui, attendu le peu de chances qu'elles offrent, ne devraient pas être tentées.

Au reste, le nombre des malades affectés de la pierre, qui ne peuvent pas être opérés, fût-il beaucoup moins grand, le praticien dût-il, dans tout le cours de sa vie, n'en rencontrer qu'un seul, enfin le soulagement produit en pareil cas, par un agent thérapeutique efficace, ne fût-il que d'une courte durée, que dans cette hypothèse même l'on devrait bien accueillir la découverte d'un remède propre à amoindrir des douleurs aussi affreuses que celles qu'éprouvent les calculeux, quand la pierre, unique cause de leurs souffrances, a acquis un volume considérable.

L'observation suivante, quoique unique, me semble assez positive pour que je croie pouvoir affirmer que l'usage simultané des extraits d'opium et de belladone à haute dose, est un excellent moyen d'obtenir ce résultat.

OBSERVATION. — M. G..., célibataire, anciennement manufacturier, âgé de 54 ans, d'un tempérament bilieux peu prononcé, d'une assez bonne constitution, de mœurs irréprochables, d'un caractère calme, mais redoutant par dessus tout les douleurs physiques, commença, il y a environ quinze ans, à ressentir du côté de la vessie et de ses dépendances, de légères douleurs qui furent bientôt suivies de fréquens besoins d'expulser les urines, sans accroissement bien sensible cependant dans leur quantité; ce liquide déposa bientôt un sédiment rouge, épais, qui s'attachait facilement au vase, et qui roula plus tard, de petits graviers rugueux, rouges à l'extérieur, blancs au-dedans, faciles à écraser et d'une grosseur variable depuis celle d'un grain de millet, jusqu'à celle d'un pois; ces symptômes s'accompagnèrent, ensuite, d'un état général de malaise qui l'empêcha de se livrer comme par le passé, aux occupations de son commerce. Plusieurs médecins et chirurgiens lui donnèrent des conseils: il fut mis à l'usage des bains, des boissons délayantes, des calmans sous toutes les formes ; il prit le bicarbonate de soude, les eaux minérales alcalines gazeuses, mais il ne fit usage de ces différens moyens que pendant peu de temps ; les douleurs qu'il éprouvait alors n'étaient pas de longue durée, et dès qu'elles avaient cessé, il se trouvait bien, pouvait s'occuper d'autre chose et oubliait les ordonnances. Le docteur Gensoul également consulté, voulut pratiquer le cathétérisme, mais il ne put vaincre la résistance du malade, que cette opération effrayait ; enfin, il n'avait pas fait de remèdes depuis assez longtemps lorsqu'il s'aperçut qu'il ne rendait plus de graviers et que les autres symptômes morbides continuaient de s'aggraver, les douleurs surtout devenaient parfois très vives.

Tels furent les renseignemens que me donna M. G... en 1841, époque à laquelle je fus appelé à lui donner des soins. Quoique le cathétérisme n'eût pas été pratiqué, il était difficile de ne pas reconnaître, aux symptômes précités, qu'un calcul était la cause de ses souffrances ; n'ayant pu à mon tour le décider à se faire opérer, je dus mettre en usage des agens thérapeutiques pris dans le domaine de la médecine ; je n'espérais pas de l'emploi de ces moyens une guérison radicale ; aussi ne fus-je pas surpris de voir que sous leur influence purement palliative, la maladie continuait à faire des progrès.

Je n'ai, pour ainsi dire, pas perdu de vue M. G... pendant les huit années qui se sont écoulées depuis que je lui donne des soins ; j'ai vu les phénomènes morbides qu'il présentait. prendre chaque jour un nouveau degré d'intensité, et voici le tableau qu'ils offrent aujourd'hui.

Des douleurs se font sentir à des intervalles variables, dans la région de la vessie et de ses dépendances, mais surtout, avec une grande intensité, à l'extrémité du pénis, le long du canal de l'urètre, au périnée, au fondement, et d'une manière vague et diffuse dans toutes les régions inférieures de l'abdomen ; elles durent quelques jours, parfois quelques semaines, mais pendant ce laps de temps, elles sont plus ou moins intenses et par momens à peu près suspendues.

Quand ces espèces de crises sont terminées, le malade a quelques semaines, et rarement plus d'un mois de repos.

L'émission des urines est souvent dérangée par l'état de contraction involontaire dans lequel se trouvent fréquemment les parois de ce viscère ; ainsi, par exemple, lorsque les douleurs, quoique très vives, ne sont cependant pas arrivées à leur plus haut degré d'intensité, l'irritabilité de la muqueuse vésicale est assez exaltée pour que les urines ne puissent plus s'y amasser qu'en moindre quantité ; alors elles n'en sortent qu'avec douleur, et par jets multiples et minces que le malade ne peut que difficilement diriger dans le vase, parce qu'ils s'éloignent les uns des autres comme s'ils sortaient d'une pomme d'arrosoir ; quand, au contraire, la douleur a acquis son plus haut degré d'intensité, l'irritabilité de la vessie étant extrême, ses contractions sont à peu près permanentes. Dans ce cas, le malade rend ses urines presqu'à tous les instans, mais en très petite quantité, quelquefois même par gouttes, et souvent il fait des efforts très douloureux et inutiles sans pouvoir rien rendre ; alors l'agitation devient extrême, il pousse des gémissemens et presque des cris. On le croirait dans un état de convulsion générale ; se roulant sur son lit et prenant toutes les positions sans en trouver une qui le soulage. Lorsque, maîtrisant ses douleurs, il peut rester parfaitement immobile, il souffre moins, mais avec des douleurs excessives et l'agitation qui les accompagne l'immobilité est difficile à garder.

Quelquefois l'écoulement des urines goutte à goutte est interrompu par un jet abondant qui arrive subitement.

Les souffrances diminuent sensiblement pendant que la vessie se vide, mais ce moment à peine passé, comme la muqueuse ne se trouve plus séparée et protégée par une couche de liquide, elles redoublent immédiatement ; le malade, alors, trépigne, se rejette sur son lit et paraît en proie aux plus horribles douleurs.

C'est donc dans ces alternatives de douleurs atroces et de momens de soulagement, que se passent ces périodes de souffrances qui durent maintenant de quelques jours à deux ou trois semaines.

Ensuite, comme si la vessie devenait moins sensible au contact de la pierre, ou comme si ce corps étranger changeant ses rapports de contact avec les différens points de la muqueuse, ne se trouvait plus correspondre qu'à des régions les moins sensibles, les douleurs diminuent beaucoup ou même cessent complètement durant un temps variable de quelques semaines à un ou deux mois environ pendant la belle saison, et un peu moins longtemps pendant l'hiver.

La stimulatation de la vessie par la présence d'un corps étranger, tel qu'un calcul, explique les besoins fréquens d'uriner, ainsi que les phénomènes douloureux qui accompagnent l'émission des urines ; l'état de contraction rapprochant sans cesse la muqueuse de la vessie du corps qu'elle contient, la surface dure et inégale de l'un irrite et blesse inévitablement la surface délicate et sensible de l'autre.

Quant aux phénomènes généraux, voici ceux que m'a présentés M. G... : pendant les crises, l'appareil sensitif devient parfois le siége d'accidens qui pourraient devenir inquiétans, mais qu'il est facile de combattre, tels que céphalalgie, étourdissemens, affaiblissement de la mémoire et de la contractilité musculaire, sorte d'hébétude dont le malade a la conscience ; ces accidens qui se sont montrés assez rarement n'ont jamais eu qu'une courte durée ; ils sont déterminés par l'usage des sédatifs pris à haute dose, et ils se dissipent en quelques heures, en cessant ces remèdes, ou seulement en en réduisant les doses. Un autre effet nerveux est celui-ci : après les crises, l'organisme éprouvé par les douleurs, reste quelquefois dans un état d'affaissement et d'irritabilité qui le prédispose aux récidives, aussi arrive-t-il souvent qu'après deux ou trois jours de repos, les douleurs se font sentir de nouveau, mais elles cèdent plus facilement que la première fois, et sous l'influence de la même médication.

L'appareil digestif a été aussi le sujet de quelques observations qui doivent être notées : l'appétit est généralement bon ; le ventre, habituellement un peu serré, exige une alimentation appropriée à cet état ; quelquefois les laxatifs ou les purgatifs deviennnent nécessaires. Il arrive aussi assez souvent qu'une selle abondante, survenant après une constipation de plusieurs jours, est immédiatement suivie d'un retour de douleurs très aiguës ; je cherche à prévenir cet accident en entretenant la liberté du ventre, de manière que le malade aille à la garderob tous les jours, ou au moins tous les deux jours. Enfin, durant les périodes des grandes douleurs, les organes digestifs deviennent parfois le siége de lésions d'une autre nature : la bouche devient sèche ; le malade ne trouve plus de goût aux alimens, et il perd particulièrement l'appétance de ceux qui ne sont pas humides, même du pain ; plusieurs de ces phénomènes sont aussi la conséquence de l'action des sédatifs.

Les temps de repos qui séparent les crises sont moins longs maintenant que dans l'origine de la maladie ; il y a deux à trois ans que quand les douleurs cessaient, M. G... se trouvait bien, tout malaise disparaissait, tandis qu'aujourd'hui, pendant ces périodes, il est peu capable de s'occuper de ses affaires, et souvent il éprouve de légères douleurs que certains mouvemens exaspèrent facilement.

Telle est l'histoire des phénomènes morbides qu'a éprouvés et qu'éprouve encore M. G..., phénomènes qui ne permettent pas de douter de l'existence d'un calcul dans la vessie, quoiqu'il n'ait pas été possible de le constater par le cathétérisme. Je vais faire connaître maintenant les moyens que j'ai cru devoir employer, et les résultats que j'ai obtenus.

Traitement. — Ainsi que je l'ai dit, je ne pus décider M. G... à se laisser sonder, et à plus forte raison à se laisser opérer. J'appelai en consultation M. le professeur Bonnet, qui ne fut pas plus heureux. Vainement nous lui fîmes la promesse de l'opérer presque sans douleur par la lithotritie, et même sans qu'il s'en aperçût, à l'aide de l'éthérisation. Il ne voulut rien entendre.

Réduit, par conséquent, à ne chercher que dans la thérapeutique médicale les agens dont je devais lui conseiller l'usage, je prescrivis, dans l'espoir de ralentir l'accroissement de la pierre, le bicarbonate de soude, les eaux minérales de Bussang, de Contrexville, ainsi que les moyens auxiliaires de l'hygiène ; je cherchais aussi à atténuer l'excitation nerveuse de l'organisme, en recommandant un régime doux, des bains, des boissons délayantes et tempérantes, ainsi que les substances dites calmantes ou narcotiques, aux doses recommandées par la plupart des auteurs ; mais cette médication fut insuffisante, et lo malade s'aperçut à peine de l'action favorable qu'elle devait exercer; je pensai alors que puisque les douleurs qu'il s'agissait de combattre, résultaient de la pression et de l'irritation que la pierre exerce sur la muqueuse de la vessie, il fallait, par des agens thérapeutiques plus actifs, et surtout par un mode d'administration particulier de ces agens, diminuer et émousser le plus complètement possible, et d'une manière spéciale, la sensibilité et la faculté contractile de ce viscère.

Or, parmi les nombreux remèdes qui agissent directement sur le système nerveux, celui qui m'a le plus souvent réussi consiste en un mélange des extraits aqueux d'opium et de belladone, administré à haute dose, c'est-à-dire de manière à ne pas produire le narcotisme, mais en approcher le plus possible, et tellement qu'il soit difficile d'éviter de temps à autre l'apparition momentanée de quelques légers symptômes d'intoxication, tels que des étourdissemens, des éblouissemens, l'affaiblissement de la mémoire, la sécheresse de la bouche, etc.

Les extraits d'opium et de belladone, pris isolément, ne produisent pas les mêmes effets; ils peuvent amener plus facilement le narcotisme et soulager moins bien la vessie.

Je vais exposer le mode général d'administration de ces agens thérapeutiques, et je ferai connaître ensuite l'application que j'en ai faite à M. G...

Je prescris le mélange des extraits aqueux d'opium et de belladone sous forme de pilules; j'en fais composer à la fois une certaine masse de poids différens; les premières de 5 centigrammes d'extrait d'opium et d'autant de celui de belladone; les secondes, d'un centigramme du premier de ces extraits seulement, et les troisièmes, du même poids du second, renfermées dans trois boîtes, différentes de couleur, et bien étiquetées. Le malade peut facilement, et sans faire d'erreur, choisir et compter la quantité de pilules qu'il doit prendre, chaque fois qu'elles lui sont ordonnées.

Quant aux quantités relatives de chacun des extraits, c'est presque à parties égales que je les fais prendre; j'ordonne ordinairement quelques centigrammes de plus d'opium que de belladone.

En général, quand je prescris pour la première fois à un malade, les extraits d'opium et de belladone, je commence par des doses peu élevées, de cinq à dix centigrammes par exemple, suivant le degré de susceptibilité que je présume devoir trouver chez lui, et j'élève chaque jour cette quantité, de manière à arriver le plus tôt possible à l'effet que j'ai l'intention de produire; il est essentiel d'arriver promptement à des doses assez fortes pour obtenir la suspension des douleurs, car si l'on procédait par des doses trop lentement croissantes, l'habitude aurait le temps de rendre le système nerveux peu sensible à l'action des narcotiques, et l'impression qu'ils doivent faire serait insuffisante; cette lenteur aurait donc deux inconvéniens; d'abord, elle retarderait l'heure du soulagement et ensuite, la sensibilité et la contractilité n'étant pas assez alternées, le remède ne produirait aucun effet ou n'amènerait que d'insignifiantes améliorations; les douleurs ainsi suspendues ne le sont que pour un temps, la durée seulement de l'action sédative sur l'organisme, celle-ci cessée, après douze ou vingt-quatre heures, quelquefois moins, les douleurs reparaissent et il faut recommencer l'usage des pilules, mais alors on peut, sans inconvénient, donner de suite des doses assez élevées pour obtenir presque immédiatement un nouveau soulagement; j'arrive ainsi à la fin de la crise en procurant chaque jour une suspension des douleurs qui en rend l'ensemble supportable. Ce n'est là, il est vrai, qu'un effet palliatif, mais faute de mieux, le malade se trouve heureux de ce résultat.

Souvent l'intensité des douleurs force d'administrer pendant longtemps et à de courts intervalles, des doses très élevées d'opium et de belladone, un gramme, par exemple, toutes les vingt-quatre heures, et même toutes les douze heures; pendant ce traitement, le narcotisme, quelquefois par trop imminent, peut devenir un obstacle à la continuation du remède à d'aussi hautes doses; dans ce cas, je n'en cesse pas complètement l'usage, seulement je ne le donne plus qu'à doses décroissantes, ainsi d'un gramme je redescends à quatre-vingt-dix, à quatre-vingt centigrammes par jour, etc., et l'effet sédatif ne continue pas moins d'avoir lieu; sans doute parce que l'influence des doses diminuées, s'ajoute à celle non encore totalement éteinte de celles qui ont été précédemment prises.

Quand l'intensité des douleurs oblige d'administrer des doses très élevées, la belladone agit assez fortement sur le sphincter de la vessie, et les urines s'écoulent involontairement; cette émission des urines étant accompagnée alors et immédiatement d'un soulagement très prononcé, le malade se plaint peu de cette incommodité, qui disparaît dès qu'il cesse le remède ou dès qu'il en prend moins; il n'est sensible qu'au soulagement qu'il éprouve.

Au fur et à mesure que le corps s'habitue à l'action des sédatifs, il faut en augmenter la quantité; ainsi, tel individu dont on calmait les douleurs les plus fortes d'une crise dans les premiers temps, avec dix centigrammes de ce remède, quelques années plus tard, le sera à peine avec un gramme; attendu que pendant l'intervalle des crises, l'organisme perd, en partie, l'habitude des hautes doses, il est nécessaire, pour ne pas courir la chance d'accidens, de recommencer l'usage de l'opium et de la belladone au début d'une crise nouvelle, par une quantité moins grande que celle qui a été prise lorsque la dernière approchait de sa fin.

Telles sont les règles à suivre dans le traitement médical des calculeux par le mélange des extraits d'opium et de belladone; je ne parlerai pas des modifications que le praticien peut et doit leur faire éprouver; les différences de tempérament, de constitution, et bien d'autres causes, peuvent exiger des modifications dans les doses, dans les intervalles qu'il faudrait laisser entre elles, etc. Mais autant il serait difficile d'exposer une règle générale à cet égard, autant il sera facile au praticien d'en tenir compte quand il sera en présence de chacune d'elles.

Je vais, d'ailleurs, donner un exemple de l'application particulière de cette médication, en racontant celle qui a été faite sur le malade qui est le sujet de cette observation.

Ce fut en 1844 que je conseillai à M. G... l'usage des extraits aqueux d'opium et de belladone, suivant le mode d'administration que je viens d'exposer; alors, 5 centig. d'extrait d'opium, 2 de thridace et 2 d'extrait de belladone suffisaient; tout mala se toute douleur cessaient promptement, et il pouvait vaquer à ses affaires. Quelques semaines, quelques mois même s'écoulaient ordinairement avant le retour des souffrances. Ce temps écoulé, et sans cause appréciable, les douleurs recommençaient, et il fallait revenir aux sédatifs, avec cette différence seulement que l'organisme devenant chaque année moins sensible à l'action des sédatifs, je dus ne pas cesser d'en élever les doses, et malgré le soin que je prenais d'en ménager l'emploi, en 1848, un gramme d'opium et de belladone était nécessaire pour qu'une suspension complète des douleurs eût lieu ; encore cette suspension n'était-elle plus aussi immédiate que les années précédentes ; quelquefois elle se faisait attendre pendant quinze à vingt minutes. Le soulagement obtenu à cette dernière époque et depuis, n'est même plus ni aussi complet ni d'aussi longue durée que dans les premiers temps ; il ne se soutient que pendant un jour, et même pendant six à sept heures seulement ; et après ce trop court temps de repos, les douleurs se font sentir de nouveau et nécessitent une nouvelle dose du remède qu'il faut répéter ainsi jusqu'à la fin de la crise.

Durant ces crises, des vertiges, des éblouissemens, etc., viennent quelquefois m'avertir qu'il faut réduire les doses. Une seule fois, ces symptômes prirent une intensité telle, qu'ils exigèrent quelques soins spéciaux ; mais cet accident avait été le résultat d'une quantité trop forte d'opium et de belladone, prise par erreur.

En outre des narcotismes à l'intérieur, je conseille parfois à M. G... de frictionner les parties les plus voisines du bas-fond de la vessie avec un mélange de cérat opiacé et d'extrait de belladone. Ce moyen ne peut être considéré que comme un adjuvant peu actif.

M. G... a acquis une telle habitude des sédatifs, que quand il est pressé par des douleurs aiguës, il n'attend pas que je sois arrivé, pour en prendre une première dose de 25 à 30 centigrmmes.

Les intervalles de temps qui séparent les crises sont aussi moins longs maintenant que dans l'origine de la maladie, et les douleurs ne disparaissent plus d'une manière aussi complète ;

certains mouvemens suffisent quelquefois pour réveiller de pe-
tites douleurs.

Lorsque, pendant ces intervalles, quelques malaises annon-
cent ou font craindre le retour des douleurs aiguës, M. G... les
prévient parfois ou retarde leur apparition en prenant trois ou
quatre cuillerées d'un sirop de laitue concentrée, ou quelques
pilules sédatives.

Depuis les derniers mois de 1848, il s'est opéré dans la susceptibilité nerveuse de M. G... un changement qui mérite d'être
noté; il a eu plusieurs crises depuis cette époque, et il m'a été
impossible, à l'occasion de chacune d'elles, d'élever la dose des
narcotiques au-dessus de 40 centigrammes, des signes d'intoxication m'arrêtaient bientôt et me forçaient de continuer par
doses décroissantes; heureusement, il n'est rien résulté de fâ-
cheux de ce nouvel état de sa sensibilité; le soulagement a été
aussi prompt et aussi complet quelques instans après l'inges-
tion de 40 centigrammes du remède qu'après celle d'un gramme
il y a un an; et il devait en être ainsi, car il suffit que les sédatifs fassent naître un état imminent d'intoxication, pour obtenir promptement et d'une manière complète, la suspension des
plus fortes douleurs.

A quelle cause faut-il attribuer ce changement survenu dans
la sensibilité organique de M. G...? Est-ce à une influence at-
mosphérique de la nature de celle qui produit le choléra?... Le
fait est que depuis deux mois environ, les malades en général,
ont été plus nombreux qu'ils ne l'avaient été depuis un an;
qu'un grand nombre était atteint d'une affection catarrhale
spécialement caractérisée par une inflammation intense de la
gorge, des douleurs de tête, une toux légère et un état fébrile
plus ou moins prononcé; que dans nos hôpitaux militaires surtout, il a régné des méningites cérébro-spinales très meur-
trières, et enfin que, dans le courant d'avril, nous avons eu à
traiter des diarrhées catarrhales assez nombreuses et souvent
difficiles à guérir. Or, le cas échéant de l'apparition du choléra
à Lyon, ne serait-on pas en droit de regarder ces maladies ré-
gnantes comme des avant-coureurs du fléau asiatique?... D'autre part, ne pourrait-on pas aussi attribuer la modification de

la sensibilité observée chez le malade qui fait le sujet de cette observation à l'exaltation morale éprouvée par beaucoup d'individus pendant les événemens politiques qui viennent d'avoir lieu ; cette cause, qui a été assez puissante pour accroître très notablement le nombre des aliénés de notre département et pour déterminer un assez grand nombre d'autres maladies, n'a-t-elle pas pu, aussi, agir assez vivement sur le genre nerveux d'un malade qui, comme M. G..., s'est toujours fait remarquer par une sensibilité très exaltée, de manière à changer, sous ce rapport, son idiosyncrasie; je pense donc que ces deux ordres de causes doivent être pris en considération dans l'étude étiologique du fait de physiologie observé sur notre malade.

Pour compléter cette observation, il me reste encore quelques lignes à écrire sur le régime alimentaire que j'ai fait observer à M. G...

Il ne peut prendre des alimens ni pendant que les douleurs sont très fortes, ni à des heures très rapprochées de celles du remède. Dans le premier cas, l'excès de souffrance lui ôte l'appétit, et dans le second, le travail digestif serait troublé; de sorte que, quand les intervalles des redoublemens sont courts, il devient difficile que les heures ordinaires des repas ne soient pas dérangées; car il faut au moins que les pilules soient prises deux heures avant ou quatre heures après.

Quant au choix des alimens, il n'est pas nécessaire qu'il soit bien sévère ; cependant, il faut que les alimens soient des auxiliaires, et au besoin des correctifs des agens thérapeutiques ; en conséquence, j'ai conseillé à M. G... de faire habituellement usage d'alimens qui ne soient jamais échauffans et assez souvent relâchans, afin de favoriser l'action calmante des narcotiques, et de prévenir ou de combattre la constipation, à laquelle le prédispose surtout l'emploi fréquent et à haute dose de ces remèdes.

MANIÈRE D'AGIR DES EXTRAITS COMBINÉS D'OPIUM ET DE BELLA-
DONE, DANS LE TRAITEMENT DES DOULEURS PRODUITES PAR LES
CALCULS VÉSICAUX.

C'est à la propriété que possède la bella!one, d'atténuer et
même de suspendre la sensibilité et la contractilité, combinée
à celle uniquement narcotique de l'opium, que je crois devoir
attribuer le soulagement qu'éprouvent les calculeux traités par
les extraits de ces deux plantes. Les essais que j'ai faits de l'un
des deux, administré seul, ne m'ont point donné, dans ce que
je viens de rapporter, les heureux résultats que j'ai obtenus de
ces deux médicamens réunis.

La vessie, constamment stimulée par la pierre, s'irrite et se
contracte sans cesse; et ces contractions tendent toujours à
rapprocher et à mettre davantage en contact les parois de la
vessie avec le corps étranger qu'elle contient; contact qui est
l'unique cause de toutes les douleurs que ressentent ces malades. Si ces douleurs ne sont pas permanentes, si elles ne sont
pas toujours également vives (sauf l'accroissement qu'elles ac-
quièrent lentement, au fur et à mesure que la pierre augmente
elle-même de volume; sauf aussi l'accroissement qu'elles peuvent prendre, quand les aspérités de cette dernière se trouvent
en rapport avec certains points très sensibles de la muqueuse
vésicale), cela tient à ce que la sensibilité de la vessie, comme
celle de tous les organes, est de sa nature très variable. Ceci
posé, l'on doit conclure qu'un agent thérapeutique capable
d'affaiblir la sensibilité exaltée, dont la face interne de la vessie
peut devenir le siége, ainsi que la faculté contractile des tissus
chargés de faire exécuter à ce réservoir de l'urine les mouve-
vemens indispensables à l'exercice de ses fonctions, doit néces-
sairement diminuer beaucoup, et même faire disparaître au
moins temporairement l'exaltation de cette sensibilité qu'entre-
tient la présence d'un ou de plusieurs calculs dans la vessie, et
par conséquent les souffrances qui en sont le résultat.

Cette double propriété d'agir sur la sensibilité et la contractilité des tissus, existe surtout dans la belladone; et elle explique l'efficacité de cette plante dans le traitement de quelques

maladies, telles que certaines ophthalmies, l'iritis, quelques toux opiniâtres, l'asthme nerveux, la coqueluche, et toutes les suffocations dépendantes de causes analogues. Je vais expliquer ce qui se passe alors dans ces maladies, en prenant pour exemple cette dernière maladie.

Bichat a très clairement décrit le jeu des ramifications bronchiques dans l'acte respiratoire, celui surtout des segmens cartilagineux mis en mouvement par des fibres musculaires. Ces fibres, diversement disposées suivant qu'on les observe dans la trachée, dans les bronches, dans les ramifications bronchiques et dans les vésicules pulmonaires, le sont circulairement dans ces dernières, et peuvent, par leur contraction, en amener très facilement l'oblitération, qui devient la cause matérielle de la suffocation. L'expectoration s'explique, dans l'état de santé, et même dans celui de certaines affections catarrhales simples, en très grande partie au moins, par les efforts de toux qui poussent au dehors l'air et les mucosités qui remplissent les conduits aérifères. Dans les troncs et dans leurs divisions, la couche d'air qui se trouve derrière les mucosités, favorise leur expulsion ; ce secours n'existe pas dans les vésicules pulmonaires.

Ces différens phénomènes physiologiques s'exécutent principalement sous l'influence des nerfs qui viennent du cerveau, et du prolongement rachidien : ces nerfs fournis par les pneumogastriques et par le plexus pulmonaire, pénètrent tout l'appareil respiratoire et arrivent jusqu'aux dernières extrémités des tuyaux bronchiques.

Maintenant, que se passe-t-il dans la coqueluche ? Il arrive dans cette maladie que par suite d'une influence nerveuse morbide, les ramifications bronchiques et les vésicules pulmonaires éprouvent un resserrement spasmodique, la dilatation de la poitrine se fait avec peine, les conduits aérifères se remplissent de mucosités abondantes et visqueuses, que les efforts de toux, quelque réitérés qu'ils soient, sont impuissans à pousser complètement dehors ; la circulation de l'air y devient difficile, et la suffocation est imminente. L'expectoration, en permettant à une petite quantité d'air nouveau d'entrer dans les conduits aérifères, vient bien, de temps en temps, soulager ces malades ;

mais cette expectoration, qui n'a lieu qu'à la suite d'efforts de toux multipliés, douloureux et souvent suivis de vomissemens, est d'autant plus difficile, que dans ce cas, les efforts de toux ont à surmonter non seulement la résistance que leur opposent ces mucosités, mais en outre l'action désordonnée des fibres musculaires de ces conduits, qui sont dans un état de spasme très prononcé.

Quant à la manière d'agir de la belladone contre cet état morbide, la voici : par son action sédative sur le cerveau et sur le prolongement rachidien, ce puissant agent thérapeutique doit être très propre à combattre l'état convulsif des fibres musculaires, auxquelles viennent se distribuer des filets qui émanent de ces centres nerveux ; or, cet élément nerveux de la maladie détruit, il n'y a plus de danger imminent pour la vie ; reste seulement l'élément catarrhal qui suit sa marche ordinaire, et arrive à résolution, aidé par la médication rationelle, appropriée aux affections de cette nature.

L'on conçoit donc facilement, par cette explication, l'efficacité de la belladone dans le traitement de la coqueluche, puisque, par elle, l'on prévient et l'on combat avec succès l'oblitération des ramifications bronchiques et des vésicules pulmonaires, causes de la suffocation qui fait le tourment de ces malades ; la belladone agit donc en détruisant l'état de spasme extrême dans lequel se trouvent les dernières extrémités de ces conduits, endroit d'où les mucosités ne peuvent pas s'échapper aussi facilement que des troncs et des rameaux, attendu que cette expulsion n'y est pas favorisée comme dans ces dernières, par une couche d'air qui, placée derrière elles, rend moins facile leur expulsion, à la suite des efforts de toux que font les malades.

C'est donc enfin par ses propriétés narcotiques, et surtout par son action en quelque sorte paralysante, que la belladone agit dans le traitement de cette maladie, ainsi que dans plusieurs autres, parmi lesquelles je crois pouvoir placer les douleurs produites par les calculs vésicaux. La vessie reçoit ses nerfs du plexus hypogastrique, qui, lui-même, les reçoit en partie du prolongement rachidien, et en partie du nerf ganglionnaire. Or, pendant que les calculeux éprouvent les plus violentes douleurs, il se passe un phénomène morbide analogue à celui que je viens de décrire chez les enfans affectés de coqueluche, c'est-à-dire un état de spasme, un état presque convulsif des fibres musculaires auxquelles les nerfs viennent se distribuer. L'on conçoit, dès lors, maintenant que la belladone, qui agit sur les nerfs rachidiens comme sur les nerfs cérébraux, doit être efficace dans le traitement de cet état spasmodique, l'une des principales causes des accidens douloureux qu'éprouvent ces malades.

Quant à la sensibilité de la muqueuse vésicale exaltée par la stimulation du corps étranger qui est constamment en contact avec elle, c'est par sa propriété narcotique que la belladone agit ; et l'addition de l'opium est sans doute nécessaire pour renforcer par cette propriété qu'il possède aussi à un haut degré, celle de la belladone.

Tels sont les faits de thérapeutique médicale que j'avais l'intention de porter à la connaissance des praticiens. Je ne pense assurément pas avoir découvert les propriétés calmantes de la belladone et de l'opium ; mais j'ai l'espoir d'avoir fait chose utile en appelant l'attention des médecins et des chirurgiens sur le parti que l'on peut tirer de la belladone et de l'opium réunis, et administrés à haute dose, dans le traitement de certaines maladies, et particulièrement dans celui des douleurs qu'éprouvent les calculeux.

FIN.

Typographie Félix Malteste et Cᵉ, rue des Deux-Portes-St-Sauveur, 18.